AF313242

SOCIÉTÉ ANTHROPOLOGIQUE DE LYON

DE L'ALIMENTATION

CHEZ

LES PEUPLES SAUVAGES

ET LES PEUPLES CIVILISÉS

Conférence publique faite à la Faculté des Sciences
le 26 février 1882

PAR

LE Dr PAUL CAZENEUVE

Agrégé de chimie, chargé de cours à la Faculté,
Pharmacien en chef de la Charité.

LYON

ASSOCIATION TYPOGRAPHIQUE

T. GIRAUD, rue de la Barre, 12.

1882

DE L'ALIMENTATION

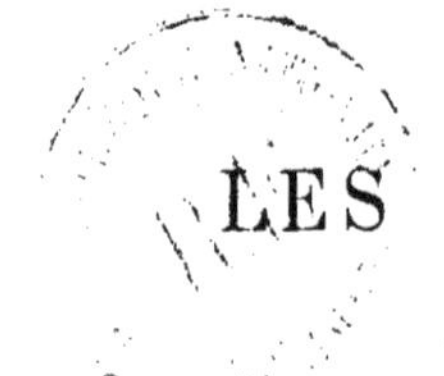

CHEZ

LES PEUPLES SAUVAGES

ET LES PEUPLES CIVILISÉS

Par M. P. CAZENEUVE

Je n'ai point l'intention de faire l'énumération méthodique et complète des diverses substances alimentaires consommées dans le passé et dans le présent, suivant les divers peuples. Cette énumération serait longue d'abord, ensuite elle aurait un simple attrait de curiosité, laissant dans vos esprits une série de faits sans liens scientifiques réels. Vous sortiriez d'ici convaincus que la cuisine française mérite la palme entre toutes. — Et vos convictions sont déjà assises à cet endroit. — Ce serait retirer peu de fruit, à mon sens, d'un sujet qui prête au contraire à des considérations d'une portée scientifique de premier ordre.

D'autre part, abordant l'alimentation chez les peuples civilisés, je ne veux point m'étendre longuement sur la consommation des aliments chez les diverses nations de l'Europe, par exemple ; je ne veux point vous présenter de statistiques, je vous ferai grâce des chiffres : ma conférence n'a point un caractère économique.

Je me propose de faire une étude de physiologie comparée entre l'homme sauvage et l'homme civilisé, entre l'homme préhistorique et l'homme moderne, prenant pour sujet de nos méditations une fonction fondamentale de l'organisme vivant : la nutrition. C'est là le but de ma conférence.

Les causes qui règlent la nature de l'alimentation de l'homme à travers les siècles, causes d'ordre physiologique, d'ordre physique et climatérique, causes prenant leur source dans les sentiments religieux, seront particulièrement mises en relief. Les conséquences sociologiques de l'alimentation, l'influence des progrès de la cuisine sur la formation de la famille, sur l'apparition du foyer domestique, mériteront également notre attention.

Nos vues pourront même s'élever plus haut. L'alimentation a une influence considérable sur l'organisme au point de vue physique et au point de vue moral. Les collectivités d'individus n'échappent pas davantage à cette influence. Il existe une relation incontestable entre le caractère des peuples et leur alimentation. Ce n'est point là une conception *à priori* ; c'est le résultat d'une observation scientifique rigoureuse.

Nous allons donc étudier l'alimentation sous cet aspect philosophique et synthétique en quelque sorte. De cette façon nous ferons de l'anthropologie instructive et fructueuse.

I

L'alimentation, l'action de se nourrir est une nécessité physiologique pour tous les êtres vivants. Que cet être soit au bas ou au sommet de la hiérarchie, qu'il soit végétal ou animal, qu'il soit constitué par un seul élément anatomique, par une cellule plus ou moins bien modelée, comme la monade, l'amibe, etc., ou qu'il soit composé de myriades de cellules et de fibres groupées en tissus et en appareils, comme l'homme, il est le siége d'un incessant mouvement de composition et de décomposition, d'assimilation et de désassimilation. La vie ne traduit pas autre chose que l'ensemble de ces travaux multiples intimes.

La machine vivante, comme les machines à vapeur les plus grossières de nos industries, a besoin, pour accomplir ses travaux, de matériaux d'entretien, d'une alimentation réparatrice.

Mais tandis qu'on alimente une machine ordinaire avec de la houille brute d'une composition chimique simple, on ne peut nourrir une plante ou un animal quelconque que de substances chimiques plus complexes. La plante puise son carbone dans l'acide carbonique, corps déjà plus compliqué que le charbon. Les animaux réclament des substances plus compliquées encore.

Notre alimentation, à côté des substances minérales simples, chlorure de sodium, phosphates, etc., et eau, se compose de matières dites albuminoïdes, plus ou moins analogues au blanc d'œuf; de matières amylacées, comme la fécule ou l'amidon ; de matières grasses, comme l'huile ou la graisse. Ces dernières substances, dites organiques, sont très-complexes comme constitution chimique, et, chose remarquable, elles sont produites par les êtres vivants eux-mêmes. Les végétaux produisent surtout des matières amylacées et des matières grasses, les animaux surtout des matières albuminoïdes et des matières grasses. Qu'arrive-t-il ? Les plantes servent de nourriture à beaucoup d'animaux, et les animaux eux-mêmes deviennent la proie des êtres plus forts qui les sacrifient.

L'homme sauvage pressé par le besoin de manger, par cette faim qui détruit tout, comme dit La Fontaine, mange indistinctement les animaux et les plantes qu'il rencontre. Il est polyphage. Il mange où il peut, ce qu'il peut et quand il peut. Le sens du goût qui doit se développer avec l'homme civilisé existe chez lui à l'état rudimentaire.

Les Australiens mangent des lézards, des fourmis, des serpents. Ils consomment des racines de végétaux et entre autres la racine d'une fougère qu'ils broient entre deux pierres. Ils chassent l'opossum, qu'ils dévorent avec avidité, prenant à peine le soin de le faire griller extérieurement.

Les Andamanites, qui habitent un petit archipel du golfe du Bengale, vivent de tortues, de coquillages, de poissons crus souvent putréfiés, de chat sauvage, de cochon sauvage.

Naturellement je vous présente les types tout à fait inférieurs de l'espèce humaine, qui ne sont ni pasteurs, ni agriculteurs, qui ne vivent que de chasse et de pêche.

Les Fuégiens de la Terre-de-Feu sont des plus misérables. Quelques coquillages, un champignon parasite du hêtre très-répandu dans le pays, des herbes variées composent la maigre nourriture de ces sauvages. Une baleine en putréfaction qu'ils trouvent sur le rivage est pour eux un régal. S'ils peuvent saisir un poisson ou un oiseau, ils le mangent cru, tout vivant. Pressés par la faim, ils sont cannibales. Ils mangent les vieilles femmes et préfèrent conserver leurs chiens qui les aident à la chasse.

Dans d'autres régions de l'Amérique, le sauvage supprime les bouches inutiles : il étrangle les vieillards et les enterre.

Les Boschimans, les Cafres, les Hottentots de l'Afrique du Sud mangent des insectes, des larves, de la chair putréfiée.

Les indigènes de Manyouéma, près du lac Tanganyika, au centre de l'Afrique, pratiquent l'anthropophagie par nécessité et n'ont aucune répugnance à déterrer leurs proches morts de maladie. Souvent même, avant de les manger, ils les laissent se putréfier dans l'eau courante. Ils se repaissent indistinctement de toutes les charognes qu'ils rencontrent.

Assurément notre raffinement est révolté à la lecture de ces descriptions que nous rapportent les voyageurs les plus dignes de foi. Manger de la baleine ou des cadavres humains putréfiés nous paraît le comble de la sauvagerie bestiale, de l'appétit vil et grossier qui confond l'homme avec les grands carnassiers sauvages. Et cependant, à étudier de bien près les substances consommées chez les peuples civilisés, nous retrouvons des goûts dépravés, qui effaroucheront peut-être nos arrière-neveux. Nous ne mangeons pas de la baleine putréfiée, mais nous mangeons la bécasse, le faisan dans un état de putréfaction souvent très-avancé. Quel est le chasseur gourmet qui n'a froncé le sourcil de dépit, en voyant fienter une bécasse avant que le plomb mortel ne l'ait frappée ? Et si la ménagère, plus civilisée que son maître, la *vide*, quel orage elle déchaîne ! Si elle ne la sert pas *saignante*, c'est le déluge.

Et le fromage donc !

« Un dessert sans fromage est une belle à qui il manque un œil », a dit Brillat-Savarin. L'illustre gastronome du Bugey parlait, bien entendu, du fromage *fait* que nous appellerons *putréfié*, chimiquement parlant. Assurément il y a tous les degrés dans la putréfaction. Mais précisément dans certains ménages on laisse putréfier la caséine jusqu'à la dernière limite. La matière grasse rancie dégage une odeur d'acide butyrique écœurante. Certains palais s'accommodent fort bien de cette nourriture barbare. Je dirai plus: beaucoup en sont friands.

Ces rapprochements ne vous paraissent-ils pas curieux et intéressants ? Ne vous montrent-ils pas que, quelle que soit la distance qui nous sépare de l'homme inférieur, nous rencontrons certaines habitudes, certains goûts qui nous en rapprochent ? Nous aurons plus d'une fois l'occasion dans cette conférence de faire des rapprochements qui montrent que les êtres les plus disparates, les uns fruits d'une évolution progressive, les autres victimes d'une barbarie tenace et sans remèdes, ont des points communs de contact.

Le sauvage mange quand il peut, avons-nous dit. Faute de nourriture, il jeûne. Pour tromper la faim, comme les Néo-Calédoniens des îles Loyalty, il mange parfois une terre alumineuse chargée de détritus organiques, qu'il recueille dans les excavations des rochers remplies d'humus. Il se distend ainsi l'estomac et en apaise la douleur.

S'il a la bonne fortune de rencontrer l'abondance, une baleine, par exemple, échouée sur cette terre ingrate, il se repaît et se gorge de nourriture. Il ingère même des quantités de viande surprenantes. Dix à douze livres de viande est une ration courante.

Le capitaine Grey, cité par Lubbock dans son remarquable ouvrage intitulé : *L'Homme avant l'histoire*, décrit le spectacle des malheureux Australiens dansant, faisant des feux de joie lorsqu'une baleine morte vient échouer sur le rivage. « Ils se frottent de graisse tout le corps et font subir la même toilette à leurs épouses favorites ; après quoi ils s'ouvrent un passage à travers le gras jusqu'à la viande maigre, qu'ils mangent tantôt crue, tantôt grillée sur des bâtons pointus. A mesure que d'autres indigènes arrivent, leurs mâchoires travaillent bel et bien dans la baleine, et vous les voyez, grimpant de çà, de là sur la puante carcasse, à la recherche des fins morceaux. Pendant des jours entiers, ils restent près de la carcasse, frottés de graisse fétide des pieds à la tête, gorgés de viande pourrie jusqu'à satiété, portés à la colère par leurs excès et engagés ainsi dans des rixes continuelles, affectés d'une maladie cutanée que leur donne cette nourriture de haut goût, offrant ainsi un spectacle dégoûtant. »

Cette gloutonnerie, qui est générale chez le sauvage inférieur, se retrouve parfois chez les peuples civilisés. Que de gens se trompent comme Harpagon, et inscrivent dans leur

salle à manger « *qu'il faut vivre pour manger* » ! Je ne
parle point seulement des orgies des Romains, mais encore
à notre époque certains estomacs sont d'une complaisance
révoltante.

On cite des quantités de bière ingérée, suite de gageure,
qui dépassent tout ce que l'imagination peut inventer, sans
parler des aliments solides.

Au milieu des peuples les plus civilisés vivent des êtres
qui semblent les rejetons directs du Papou ou du Tasmanien.
Mon ami le docteur Lacassagne comparait dernièrement
l'homme criminel à l'homme sauvage et à l'homme primitif.
Les rapprochements, au point de vue moral et intellectuel,
sont vrais comme au point de vue physique. Analysez les
passions basses des êtres inférieurs de notre société, vous
retrouvez les témoins vivants du passé qui, en dépit de la loi
naturelle de l'évolution, persistent à travers les âges comme
un stigmate pour cette pauvre humanité, portée à trop ou-
blier parfois ses modestes origines et sa faible nature.

II

Comme l'homme sauvage de nos jours, l'homme préhistorique subissait les nécessités des circonstances et des lieux.
Frugivore et végétarien, peut-être par instinct, il était in-
contestablement carnivore dès que l'occasion le servait.

Les restes de ses repas trouvés dans les stations préhistoriques, — nous citerons en passant deux exemples célèbres,
la grotte d'Aurignac, la station de Solutré, — consistent en
débris squelettiques ayant appartenu aux espèces animales
contemporaines de cette époque. On rencontre des ossements
d'ours, de mammouth, de rhinocéros, d'urus, d'auroch, de
bœuf primitif. Le cerf à bois gigantesques et le renne sont
également représentés. Plus tard, le bouquetin, le mouton,
la chèvre, le sanglier, le porc, le chien, le renard appa-
raissent.

On trouve particulièrement des os longs brisés. Assurément la moelle intérieure était recherchée par l'homme primitif comme elle est recherchée par l'homme sauvage de nos

jours. Les Andamans brisent les os de cochons sauvages pour manger la moelle.

Nous trouvons encore dans les débris de cuisine des côtes du Danemark, désignés par les savants de ce pays sous le nom de *kjœkkenmœddings*, débris qui remontent à des milliers et des milliers d'années avant notre ère, les restes de la nourriture de l'homme préhistorique. Ce sont des coquilles de mollusques, des ossements de mammifères, d'oiseaux, de poissons. Nous citerons l'huître, la moule, les sourdons, les bigorneaux, l'ours brun, le chien, le bœuf, le renard, le chat, le lynx, la marte, la loutre, le phoque, le marsouin, le castor, le rat d'eau, la souris, le cygne sauvage, le coq de bruyère, le grand pingouin, le hareng, le cabillaud, la limande, l'anguille.

Aucun de ces animaux n'appartient à une faune éteinte, quoique quelques-uns aient disparu du Danemark ou aient diminué de grosseur. Le coq de bruyère a été refoulé dans les forêts de pins du nord de la Scandinavie. Le Danemark, privé de ses forêts, ne peut plus le nourrir. L'huître n'a pas disparu, mais elle est plus petite qu'autrefois, à en juger par les tests plus volumineux trouvés.

La découverte faite en Danemark de ces kjœkkenmœddings a été suivie de découvertes très-nombreuses analogues sur divers points de la France, de la Belgique, de l'Australie, de l'Amérique. On n'y rencontre pas d'ossements humains, comme dans les cavernes qui remontent à un âge plus éloigné. On ne trouve pas non plus de grains de céréales, preuves que ces débris de cuisine ne proviennent pas de peuplades se livrant à l'agriculture.

L'époque agricole semble concorder avec la période des cités lacustres. La découverte d'échantillons de pain et de nombreux grains de céréales ne laisse pas de doute à cet égard. A ce propos, je vous dirai que ces grains étaient broyés dans une pierre excavée avec une pierre ronde servant à écraser. Encore aujourd'hui, chez les sauvages de l'Afrique, on emploie le *merhaka*, mortier de pierre analogue. Ce mode primitif de broyer est encore employé de nos jours pour pulvériser de petites quantités de substances. Le porphyre du pharmacien et sa molette nous présentent précisément ce cachet d'antiquité, et autorisent un rapprochement.

A côté des restes de l'alimentation de l'homme préhistorique, nous rencontrons des débris de cuisine proprement dits, des cendres de charbon, des poteries grossières, des instruments en silex ou en os de cerf. L'art de cuire les aliments était déjà connu à cette époque des cavernes.

A quelle époque remonte la découverte de la cuisson qui constitue un progrès réel dans l'alimentation et a contribué peu à peu à faire entrer ces hommes animaux dans la voie de la civilisation ? Elle se perd dans la nuit des temps et doit être contemporaine de la découverte du feu.

Du jour où le sauvage préhistorique, doué de son observation élémentaire, a remarqué que deux morceaux de bois frottés l'un contre l'autre développaient de la chaleur, il est arrivé avec un peu d'adresse et de patience à élever la température suffisamment pour provoquer l'inflammation.

De nos jours encore on trouve non-seulement en Australie, à Sumatra, aux îles Carolines, au Kamtschatka, mais encore en Chine, dans l'Afrique du Sud et dans les deux Amériques le vilebrequin à feu, le *fire-drill*, qui consiste en un bâton dont l'une des extrémités repose sur une cavité creusée dans un morceau de bois sec ; on le fait tourner dans les deux mains, qui exercent en même temps sur lui une pression verticale aussi grande que possible.

Cet instrument a reçu de nombreuses modifications que je ne puis décrire ici.

L'homme primitif comme l'homme sauvage de nos jours devait exposer la viande directement au feu en la suspendant sur des morceaux de bois ou autres instruments. Comme les Patagons le font encore, il cuisait la viande entre deux pierres chauffées. Il échauffait l'eau également de cette façon en y plongeant des pierres chaudes. Virchow, à ce propos, fait une remarque intéressante : en Allemagne, pour chauffer le punch, dans certaines familles du peuple, on utilise un fer à repasser qu'on plonge chaud dans le liquide. C'est ainsi que se perpétuent à travers une longue série d'âges, de petites coutumes dont on ignorerait le caractère sans l'étude du passé. L'eau n'était point échauffée seulement de cette façon. Elle était placée sur le feu, renfermée dans des vases argileux grossiers souvent incuits. Assurément ces poteries n'étaient pas imperméables, mais elles étaient suffisantes pour retenir la majeure partie du liquide. Les Indiens micmacs de la Nouvelle-Ecosse, d'après Hartt, font des vases destinés à chauffer l'eau, avec l'écorce de certains bouleaux (*betula papyracea*), Les Scythes, d'après Hérodote, faisaient bouillir la chair des animaux dans des récipients faits avec la peau même de ces animaux. Une poterie tant grossière soit-elle est encore un instrument plus parfait. La cuisson de l'argile et son vernissage aux sels de plomb sont assurément le résultat des progrès industriels modernes. Mais beaucoup de tribus de nos jours font encore ces poteries grossièrement moulées à la main, lesquelles doivent remonter, dans les temps préhistoriques, après l'époque de la hyène.

Le commencement de la vie de famille doit dater de cette époque. La femme gardait le feu, difficile à produire, l'entretenait, elle dirigeait le foyer, fabriquait, comme aujourd'hui encore chez les sauvages, ces poteries poreuses. L'homme, pendant ce temps-là, chassait pour alimenter la famille. Cette première solidarité entre l'homme et la femme, créée par le besoin de se nourrir, a été le point de départ de la vie de famille, des liens d'affection si étroits qui règnent aujourd'hui dans nos intérieurs de ménage.

III

Quelle distance sépare notre civilisation de ces époques lointaines où l'art de cuire prenait naissance? Je ne parle point des condiments, des assaisonnements qui varient à l'infini, mais du simple mode de cuisson donnant telle ou telle saveur que nos palais raffinés savent toujours apprécier. Une viande cuite sur le gril, cuite au four, cuite à la casserole, cuite à la broche, dégage, suivant le mode adopté, un fumet spécial qui n'échappe point aux connaisseurs. Je dirai plus : une même viande cuite à la broche par tel ou tel opérateur présentera des qualités différentes. Le *doré* du rôti lié à un degré de torréfaction convenable demande une grande expérience. Vous connaissez l'aphorisme : « On devient cuisinier, mais on naît rotisseur. » En faisant la part de l'exagération de cette proposition, il est certain que la cuisine est devenue un art difficile, inaccessible aux inintelligents, et exigeant un véritable esprit d'observation.

Ajoutons que nous avons perfectionné le boire comme le manger. Les buveurs d'eau chez nous sont rares. L'homme primitif, comme l'homme sauvage de nos jours, devait à l'instar des animaux s'abreuver dans les sources que la nature lui offrait ; d'autres fois il demandait l'eau aux fruits succulents que les saisons clémentes dispensaient.

Mais un jour ces fruits mûrs furent mis en provision, entassés dans un récipient quelconque. La fermentation alcoolique, ce phénomène qui se produit si rapidement au sein des jus sucrés, se développa. La découverte des boissons fermentées était faite.

Les propriétés enivrantes et excitantes de ces boissons alcooliques, qui ouvrent à notre esprit le champ des rêves et des illusions, qui chassent momentanément les préoccupations et les souffrances morales, ont dû être fort goûtées de ces races primitives aux prises avec les difficultés de la vie. De nos jours, d'ailleurs, presque tous les peuples sauvages connaissent les boissons fermentées. Le néo-Calédonien, paraît-il, ignorerait ces boissons et l'ivresse qu'elles procurent. C'est une singulière exception.

Chez les peuples civilisés, la consommation de ces boissons, et particulièrement de l'alcool, qui en est le principe réellement excitant et enivrant, a pris des proportions telles que les hygiénistes s'en alarment. On désigne même par un nom : *l'alcoolisme*, l'état morbide qui résulte de l'abus de ces boissons.

La découverte des boissons fermentées doit remonter à une époque bien lointaine. Assurément il est difficile de rencontrer des vestiges de ces produits. Tout au plus peut-on émettre des soupçons sur des restes de fruits trouvés ayant probablement servi à la confection de ces boissons. M. Lioy a trouvé dans le lac Fimon des fruits de cornouiller ; il s'est demandé si précisément ils n'avaient point eu cet usage. De son côté, M. Gabriel de Mortillet pense que les framboises et les mûres de la ronce ont pu également être employées.

D'autre part, s'il est vrai qu'on ait trouvé des raisins dans les Terramares du Parmesan, la connaissance de la vigne doit remonter à des temps préhistoriques éloignés.

Les boissons fermentées consommées par les sauvages de nos jours, par les peuples de l'antiquité et par les peuples de la civilisation moderne sont innombrables. Cette variété s'explique si on songe que tout produit sucré ou féculent peut donner de l'alcool en fermentant, les produits sucrés directement, les produits féculents après transformation de la fécule en sucre sous des influences que l'expérience a facilement indiquées. Chaque peuple a mis à profit les produits fournis par la nature suivant les régions qu'ils habitaient.

Les habitudes héréditaires s'en mêlant, les nations d'aujourd'hui ont fini par adopter par goût certaines boissons préférablement à toute autre. De là la qualité des boissons consommées variant avec telle ou telle latitude. Il faut dire cependant que la facilité des communications est telle, les rapports entre peuples civilisés sont si fréquents, qu'on ne trouve pas chez eux de boissons particulièrement et exclusivement consommées dans un pays, ce qui se voit au contraire chez les sauvages.

Les matières féculentes qui servent à faire les boissons fermentées sont les céréales d'une façon générale, le froment, l'orge; le riz, le maïs sont également utilisés. Enfin, les substances sucrées fournies par les végétaux et les animaux sont très-exploitées : le lait, le miel et toutes les plantes fermentescibles.

Le *zythus* des anciens Égyptiens, le *booza* des Égyptiens modernes, la *cervoise* des Germains, la bière de nos jours ont été ou sont fabriqués avec les céréales. La bière est particulièrement faite avec l'orge qu'on a laissé germer. Sous l'influence de la germination, sa nature amylacée ou féculente s'est transformée en sucre, s'est *saccharifiée*, comme on dit dans le langage scientifique. Cet orge germé bouilli donne le moût qui fermente ensuite.

L'action saccharifiante de la germination est un procédé scientifique indiquant chez les peuples un don d'observation déjà cultivé. Mais les sauvages, grâce aux observations plus élémentaires, sont arrivés au même résultat. Ils ont reconnu qu'en mâchant du maïs ou du riz et recueillant le produit mélangé de salive, ils obtenaient, après quelque temps de repos, une liqueur enivrante. Le *chicha* de l'Amérique du Sud est fabriqué par ce procédé dégoûtant. Dans l'île Formose, on fait une liqueur enivrante avec le riz mastiqué de cette façon. Nous avons la raison scientifique de ce procédé de fabrication primitif. La fécule est saccharifiée dans la mastication par un ferment contenu dans la salive, analogue au ferment contenu dans l'orge germé ; on l'appelle *diastase*.

Les Japonais fabriquent avec le riz une bière très-forte nommée *sacki*. A Java, les indigènes préparent deux sortes de liqueurs fermentées : l'une nommée *bodik*, fabriquée avec du riz bouilli ; l'autre, nommée *brom*, fabriquée avec le *ketan* ou riz glutineux. Ils emploient comme ferment le *razi* qui renferme des oignons, du poivre noir et du piment. Le brom est enfoui pendant plusieurs mois dans la terre, renfermé dans des vases clos. Cet enfouissement est également usité pour le chicha de l'Amérique du Sud. On enfouit parfois, au moment de la naissance d'un enfant, une sorte de chicha, auquel on ajoute une grande quantité de bœuf. On ne consomme ce mélange que le jour de son mariage.

Les Tartares Mandchoux préparent ainsi une liqueur célèbre nommée *lambwine*, en mélangeant de la viande d'agneau réduite en pâte à du lait ou à du riz. On la consomme après fermentation.

Mais la boisson la plus habituelle de toutes les tribus tartares et mongoles est, depuis l'antiquité la plus reculée, le *koumiss* ou *kuniz*, qui n'est autre que du lait fermenté. Le lait contient un sucre spécial qui peut subir la fermentation alcoolique comme les jus sucrés ordinaires ; avant les Tartares, les Scythes, d'après Hérodote, consommaient le koumiss.

Le miel, cette matière sucrée élaborée par les abeilles, sert à fabriquer une boisson fermentée dès la plus haute antiquité. C'est l'*hydromel*, encore très-goûté de nos jours en Russie, en Afrique, chez les Éthiopiens, les Hottentots, les habitants de l'île Madagascar.

Quant aux plantes sucrées fermentescibles servant à la

fabrication des boissons, elles sont nombreuses. Je vous citerai le *maguey*, sorte d'agave qui fournit par la fermentation le *pulque* des Mexicains. Les figues, les grenades et autres fruits servent en Égypte à la fabrication des vins artificiels. Quant au vin proprement dit, vous savez combien il est répandu aujourd'hui. Le raisin est de tous les fruits sucrés le plus consommé pour faire du vin. Les anciens Hébreux, Égyptiens, Assyriens, Persans, Grecs et Romains le prisaient fort. Chez les Arabes, le vin de palmier est en grande estime. En France, le *cidre* et le *poiré*, fabriqués le premier avec des pommes, le second avec des poires, sont consommés dans le Nord-Ouest.

Dans l'Inde, l'*asclepias acida*, mis en fermentation, donne un breuvage sacré très en honneur, le *vin de Soma*. D'après la légende, Indra trouva ce trésor dans le ciel, caché comme le nid d'un oiseau dans un rocher, au milieu d'un entassement d'immenses rocs entourés de buissons. La fabrication s'effectue de la manière suivante : « On écrase les tiges avec des pierres et on recueille le suc sur un filtre de poil de chèvre, puis on les presse entre les deux premiers doigts ornés de bagues en or. On mélange ensuite le suc avec de l'orge et du beurre clarifié ; après qu'il a fermenté, on en verse une cuiller pour les dieux, une cuiller pour les prêtres, et l'on dit à Indra : « Plus ton ébriété est intense, plus tes actes sont propices. » Dans un des hymnes du Rig-Véda, Indra est appelé « buveur de vin de Soma, lanceur des flèches de la foudre, dispensateur de la fécondité des vaches aux mâchoires proéminentes ».

Mais l'homme ne s'est point contenté de ces boissons enivrantes, il a voulu retirer l'esprit enivrant lui-même. Avec la naissance de l'alchimie, l'alcool a été extrait par distillation des boissons fermentées. Aujourd'hui, cet alcool mélangé à du sucre et à des parfums donne les nombreuses liqueurs de table si couramment en usage chez les peuples civilisés.

L'expérience a appris peu à peu à l'homme que l'alcool n'est pas le seul principe agissant sur le système nerveux et lui donnant cette excitation artificielle qui fait regarder la vie à travers un prisme enchanteur. Le *thé* en Chine et au Japon, le *maté* dans l'Amérique du Sud (Paraguay), le *guarana* du Brésil, le *cacao* du Mexique, le *café* de l'Arabie sont des substances excitantes très-répandues. L'Europe civilisée a emprunté à ces pays d'origine le thé, le café et le cacao et les a fait entrer dans sa consommation journalière. Toutes doivent à un principe chimique bien défini, la *caféine*, leurs propriétés agissant spécialement sur les centres nerveux. D'autres substances sont également excitantes : le *tabac* très-consommé en Europe et en Orient, l'*opium* très-goûté en Asie, le *hachisch* très-prisé des Arabes, excitent à petites doses le cerveau, puis agissent bientôt comme stupéfiant et jettent l'organisme dans un état de torpeur progressif, lui créant ainsi une sorte de vie artificielle où les illusions et les hallucinations se marient à la réalité dans un mirage souriant mais trompeur.

IV

J'aborde maintenant le côté réellement philosophique et intéressant de mon sujet ; je veux étudier devant vous les causes qui influent sur l'alimentation, faire la psychologie des besoins nutritifs. C'est une occasion pour moi de vous montrer que l'homme, comme les animaux, est essentiellement le jouet des milieux, des conditions physiques, de ses aptitudes héréditaires inconscientes. L'homme s'agite, devrait-on dire, les causes naturelles le mènent.

La faim, cette maîtresse impérieuse, commande à l'homme sauvage comme elle devait commander à l'homme primitif. Tous les matériaux physiologiquement nutritifs suffisent à la satisfaction de ces races inférieures dont la puissance digestive toute animale est servie par un sens du goût peu développé. Nous corrigerons l'aphorisme de Brillat-Savarin, nous dirons : *L'homme et les bêtes se repaissent ; l'homme civilisé mange ; l'homme d'esprit seul sait manger.*

Que nos races civilisées soient pressées par les mêmes besoins faméliques, vous allez retrouver l'homme sauvage, avec ses appétits grossiers, ses passions barbares.

Sans remonter aux premiers siècles de notre ère, nous trouvons dans l'histoire moderne des nations européennes des faits d'anthropologie bien avérés. Schiller rapporte qu'à la fin de la guerre de trente ans, les Saxons étaient devenus cannibales. Pendant la famine qui désola la France en 1030, on allait à la chasse à l'homme. Un boucher fut condamné au feu pour avoir mis en vente de la chair humaine sur le marché de Tournay.

Pierre de l'Estoile, dans sa Chronique, nous donne des détails curieux sur le cannibalisme des Parisiens, pendant le siège de Paris par Henri IV, ce bon roi Henri, en 1590 : c'est une dame riche, qui, ayant vu mourir de faim ses deux enfants, en fait saler les cadavres par sa servante avec laquelle elle les mange ; ce sont des lansquenets qui pratiquent la chasse à l'homme dans les rues de Paris et font des festins de cannibales à l'hôtel Saint-Denis et à l'hôtel de Palaiseau, etc.

Je trouve dans les *Décades de Louis XIII*, livre IX, de Legrain, que des gens du peuple relevèrent le cadavre du maréchal d'Ancre, après son assassinat, et l'un d'eux fit cuire le cœur sur des charbons et le mangea, en l'assaisonnant avec du vinaigre.

Il n'est pas douteux, en revanche, que les êtres les plus raffinés de notre époque civilisée se laisseraient mourir de faim, impuissants à vaincre leur répugnance, plutôt que d'accepter une nourriture sauvage. Mais ces êtres sont loin de constituer une majorité. « Grattez le vernis de la civilisation, disait un humoriste, vous retrouverez toujours la bête féroce et ses appétits. »

Les causes qui règlent l'alimentation chez les peuples civilisés ne sont plus limitées comme pour les peuples sauvages. Elles sont multiples. D'abord l'homme cultivé est dirigé dans le choix de ses aliments par un goût exquis et délicat ; il est capable d'établir les distinctions les plus subtiles entre les matières alibiles. Il me suffira, pour en donner une idée, de citer les gourmets dégustateurs en vins qui distinguent et la nature du cru et l'année de la récolte.

Ensuite l'homme civilisé n'a plus seulement à sa disposition les ressources du sol sur lequel il vit immédiatement. La facilité des communications lui apporte les produits étrangers. De plus, les causes économiques interviennent dans nos sociétés policées ; et, suivant ses moyens pécuniaires, l'homme se donne tel ou tel aliment. Par le fait de la variété de nourriture qui est mise à sa disposition, les goûts les plus variés naissent et subissent les influences modificatrices encore mal connues de l'hérédité, prennent un caractère de diversité réellement étrange. La solidarité entre le goût et la digestion impose même cette diversité aux facultés digestives de l'estomac. Et on arrive à constater des particularités individuelles surprenantes. Les femmes, en particulier, nous présentent ces variétés individuelles d'une façon très-accusée. Elles ont des répugnances insurmontables pour telle ou telle nourriture, et l'estomac se révolte comme le goût. « Hélas ! les indigestions sont pour la bonne compagnie, » a dit Voltaire. C'est, en effet, dans la classe cultivée que nous rencontrons ces facultés digestives capricieuses, ces estomacs susceptibles et faibles, produit d'une civilisation trop fiévreuse, qui sacrifie souvent l'appareil digestif au profit du cerveau.

Les médecins ont caractérisé ces aptitudes individuelles par le mot d'idiosyncrasie. Cette expression, théorique pour l'homme sauvage, correspond à la réalité des faits pour l'homme civilisé.

Ces idiosyncrasies me rappellent les isoméries chimiques. L'imagination parfois se complaît à faire ainsi des rapprochements entre le monde brut et le monde vivant.

La nature du climat a une influence incontestable sur l'alimentation ; mais, je me hâte de le dire, moins chez le sauvage que chez les peuples civilisés. On répète souvent, dans les ouvrages de physiologie, que les Esquimaux mangent beaucoup de matières grasses pour lutter plus avantageusement contre le froid. On sait, en effet, que les matières très-riches en éléments combustibles, carbone et hydrogène, constituent des matériaux de combustion de première importance. Je crois que cet exemple est mal choisi. Les Esquimaux mangent, en effet, ce qu'ils peuvent, comme tous les sauvages, et la faim prime toute autre influence. D'ailleurs, il suffit de jeter les yeux sur l'alimentation de peuples sauvages habitant des régions beaucoup plus tempérées pour se convaincre qu'ils ne font point fi pour cela des matières grasses. Cook a vu les Néo-Zélandais boire l'huile avec une avidité sans égale, vider des lampes, en avaler des mèches, se presser autour des chaudières où l'on fondait de la graisse de veau marin, avec la mine affriandée d'enfants qui convoiteraient des bonbons.

Mon opinion est que le sauvage subit l'influence du climat indirectement, au point de vue de la qualité des matières alibiles. Le climat, en effet, influe sur la nature de la flore et de la faune d'une contrée, et le sauvage satisfait naturellement ses besoins avec les produits qu'il rencontre, n'ayant pas le choix.

Chez les peuples civilisés, plus sensibles à l'action du milieu, l'homme pouvant, en outre, choisir sa nourriture, nous voyons intervenir plus nettement l'influence du climat. Il n'est point douteux que les populations du Midi ont un genre d'alimentation différent de celui des populations du Nord. Et même dans une même région, suivant la saison, nous adoptons préférablement telle ou telle nourriture. La chaleur excessive paralyse les fonctions digestives, diminue l'appétit. Les condiments, les excitants de toute nature sont alors recherchés. Le froid, au contraire, nous dispose à accepter sans peine tous les régimes.

Le climat et la température ont une plus grande influence sur la quantité de nourriture ingérée que sur la qualité. Il est certain que l'homme sauvage, comme l'homme civilisé, d'une façon générale mangent plus ou moins, suivant la nécessité physiologique d'augmenter ou de diminuer les éléments de combustion.

J'arrive maintenant à une cause d'ordre moral et psychique qui présente un très-grand intérêt. Je veux parler de l'influence des sentiments religieux sur l'alimentation.

Si nous analysons cette influence, nous reconnaissons que les sentiments religieux déterminent l'adoption de telle ou telle nourriture dans certains cas, et dans d'autres cas font rejeter certaines substances. Nous voyons en outre, indépendamment de la qualité de l'alimentation, le repas lui-même prendre, sous l'empire de ces sentiments, un caractère de solennité spécial. Les repas funéraires en l'honneur des morts ou des dieux en sont un exemple.

Les idées fétichiques déterminent à l'égard de l'alimentation des actes précisément très-curieux.

Vous savez que les fétichistes matérialisent les qualités des êtres et en font quelque chose qui pénètre la matière et y est indissolublement lié. En mangeant un être vivant ou une substance quelconque, on peut s'imprégner de ses propriétés, de ses qualités, qui sont assimilables.

Les Malais de Singapore recherchent beaucoup la chair du tigre, non parce qu'ils l'aiment, mais parce qu'ils croient qu'un homme qui mange du tigre acquiert la sagacité ainsi que le courage de cet animal.

Les Dyaks de Bornéo ont de grands préjugés contre la chair du daim. Les femmes et les enfants seuls peuvent en manger. Les hommes s'en privent, de peur d'amollir leur courage.

Les Dacotahs mangent le foie du chien afin d'acquérir la sagacité et le courage de cet animal. Les Nouveaux-Zélandais font avaler à leurs enfants, après les avoir baptisés, de petits cailloux pour les rendre durs et insensibles à la pitié.

Les Caraïbes ne veulent manger ni cochon ni tortue, de peur que leurs yeux ne deviennent aussi petits que ceux de ces animaux.

Dans l'antiquité ne croyait-on pas que les grenouilles augmentaient la fécondité, parce qu'elles déposent un grand nombre d'œufs ? Ces préjugés fétichiques sont précisément une des causes de l'anthropophagie à côté de l'anthropophagie par nécessité, que je signalais au début de cette conférence. Les Nouveaux-Zélandais mangeaient leurs plus formidables ennemis pour prendre leur bravoure farouche et leurs instincts cruels. Un chef était-il tué, le droit des gens exigeait que sa femme fût livrée au vainqueur ; puis on dévorait le cadavre rôti sous la haute direction des prêtres ou arikis, qui dégustaient d'abord de petits morceaux de la victime. On mangeait avec avidité l'œil gauche du vaincu, dans lequel résidait son âme ; en le mangeant on doublait son être.

Et de nos jours on retrouve encore dans notre société des sentiments analogues. De Lubbock cite cette petite fille disant à son frère : « Si tu manges tant d'oie, tu vas devenir aussi bête qu'elle. » Cette réflexion chez un enfant est singulièrement instructive et pittoresque.

Dans bien des endroits, on confond bien curieusement la victime et la divinité, et on adore la première avant de la sacrifier et de la manger. Ainsi, dans l'ancienne Égypte, le bœuf Apis était à la fois dieu et victime, et quelques auteurs supposent qu'Iphigénie et Artémis étaient une seule personne.

Au Mexique, à une certaine époque de l'année, le prêtre de Quetzalcoaltl faisait une image du dieu avec de la farine mélangée à du sang de petits enfants. Suivait une série de cérémonies imposantes. Le prêtre tuait alors l'image en la perçant d'une flèche; il en retirait le cœur que le roi mangeait, puis distribuait au peuple le reste du corps.

Le grand sacrifice annuel en l'honneur de Tezcatlipoca était aussi fort remarquable.

On choisissait pour victime un prisonnier de guerre, un beau jeune homme. Pendant un an, on le traitait et on l'adorait comme un dieu. La foule se prosternait sur son passage et lui rendait des hommages comme à une divinité bienfaisante. Le dernier mois, on l'entourait même de soins tout particuliers; on lui prodiguait toutes les joies, toutes les jouissances : quatre belles filles lui étaient données comme femmes. Enfin, le jour fatal arrivé, on le plaçait à la tête d'une procession solennelle qui se rendait au temple; là, on le sacrifiait avec beaucoup de cérémonie, et avec toutes les marques possibles de respect, puis les prêtres et les chefs se partageaient son cadavre qu'ils mangeaient.

Le docteur Shortt raconte un sacrifice singulier chez les Khonds de l'Inde centrale :

« On fixe solidement une potence dans le sol, on y attache la victime assise par terre, on l'oint d'huile et de parfums, on la couvre de fleurs, et la tribu assemblée l'adore toute la journée. Le soir, on reprend la débauche interrompue. Le troisième jour, au matin, on fait boire du lait à la victime, puis le grand-prêtre implore la déesse, lui demande ses bénédictions pour ses adorateurs, afin qu'ils puissent croître et multiplier, afin que leurs bestiaux et leurs volailles se portent bien, que leurs champs soient fertiles, afin, en un mot, que tout le peuple soit heureux. Puis le prêtre raconte l'origine de la cérémonie qu'ils vont célébrer, indique les bénédictions qu'ils s'attirent certainement, et conclut en disant qu'il a obéi aux ordres de la déesse, en assemblant le peuple.

« Au moyen de chants et de prières, le prêtre excite la multitude à la compassion. Après cette singulière cérémonie, on saisit la victime et on la transporte dans le bois sacré où le sacrifice doit s'accomplir. Pour empêcher toute résistance de sa part, on lui brise les bras et les jambes, et on la stupéfie avec de l'opium et du datura, puis le janni ou prêtre lui porte un coup de hache. Immédiatement la foule s'élance ; chacun veut s'emparer d'un morceau de chair, et, en un moment, les os sont mis à nu et restent sur le terrain. »

On mange donc le dieu pour se le rendre propice. On le mange encore pour le rendre témoin de ses serments. Ainsi, dans quelques parties de l'Afrique, « manger le fétiche » est une cérémonie solennelle que les femmes accomplissent pour jurer fidélité à leurs maris, les hommes à leurs amis. Dans la cérémonie du mariage, à Issini, les fiancés « mangent le fétiche ensemble, comme preuve d'amitié et comme une assurance de la fidélité de la femme ».

Les religions modernes, chez les peuples civilisés, présentent certaines cérémonies qui méritent d'être rapprochées, au point de vue philosophique, de ces coutumes sauvages. Je me hâte d'ajouter que la barbarie et la cruauté ont disparu, pour faire place à des sentiments mystiques plus épurés.

A l'anthropophagie religieuse se rattache l'anthropophagie par piété filiale qui trouve aussi son explication dans les croyances fétichiques. Les Battas de Sumatra mangent leurs vieux parents après les avoir sacrifiés, pour se pénétrer de leurs qualités, pour incarner en eux leurs vertus en quelque sorte. Ce sacrifice s'accompagne même d'un grand cérémonial.

Cet usage, bien étrange et bien curieux, n'est-il pas la traduction exagérée d'un sentiment très-humain qui se retrouve chez toutes les natures tendres et passionnées ? Qui n'a vu cette mère aimante et exaltée dire à son bébé qu'elle presse dans ses bras : « Toi, je t'aime tant, que je te mangerais » ? Elle voudrait sentir revivre en elle cet être qu'elle a porté dans son sein. Elle le dévore de baisers ; elle mord ses petites mains ; elle s'abandonne à plaisir à ses épanchements de tendresse, où sa passion affective ne semble qu'à moitié satisfaite.

Les sauvages mangent donc leurs vieux parents qu'ils aiment. Les femmes civilisées se contentent de les embrasser. C'est un progrès ! Les vieux parents n'y contrediront point.

Puisque j'analyse les sentiments qui président à l'alimentation sous toutes ses formes, je ne veux pas omettre de vous signaler l'anthropophagie juridique. Ce sont ces mêmes Battas de Sumatra qui la pratiquaient.

L'adultère, le voleur de nuit, l'assassin étaient condamnés à être mangés par le peuple. Le supplicié était attaché à un poteau, les membres écartés en croix de St-André ; l'assistance, à un signal donné, se ruait sur le coupable, le dépeçait, s'arrachant les lambeaux de sa chair.

A côté de l'influence déterminante des sentiments religieux sur la nature de l'alimentation, je dois vous signaler l'influence inverse prohibitive.

La loi du prophète défend aux musulmans le vin et l'eau-de-vie. Les Grecs et les chrétiens orientaux envisagent de boire du koumis comme un renoncement à leur foi. Les sectateurs de Zoroastre, les anciens Scandinaves, les Bretons de César ne mangeaient pas de lièvre. Les juifs ne mangent pas de porc. Les bramanistes et les bouddistes ne mangent pas de chair.

Et dans les religions modernes, le jeûne, le maigre du vendredi font rejeter aussi certaines substances alimentaires.

Je ne puis que signaler en passant ces coutumes intéressantes qui se retrouvent dans toutes les religions, et qui tiennent parfois leur origine de considérations hygiéniques qui n'avaient point échappé aux fondateurs de ces religions.

Les abus de l'alcool, les inconvénients de viandes vermineuses constituent souvent les causes de la proscription.

J'hésite également à poursuivre mon étude ethnographique à travers les siècles, à vous décrire toutes les cérémonies qui accompagnaient, dans l'antiquité, les repas funéraires en l'honneur des morts, les repas publics pour implorer les dieux. Vous trouverez dans la *Cité antique* de Fustel de Coulanges, cet ouvrage si éminemment classique, de longs développements sur ces usages si dignes d'intérêt pour le penseur.

V

Reste un chapitre de la plus haute importance physiologique, que je ne puis qu'effleurer ici : il a trait à l'influence de l'alimentation. Les animaux comme les plantes subissent cette influence d'une façon éclatante. La culture des plantes repose tout entière sur une alimentation raisonnée qui produit souvent des individus d'une constitution exceptionnelle. L'art de l'élevage, pour les animaux, permet d'obtenir, avec une alimentation spéciale, des produits étonnants de variété et de beauté ; la forme, la taille, la couleur peuvent être ainsi modifiées.

L'homme n'échappe pas davantage à cette influence. Je ne parle point seulement au point de vue physique, mais encore au point de vue intellectuel. Notre travail intellectuel, l'activité de notre esprit et de notre imagination sont toutes différentes, suivant que nous avons pris telle ou telle boisson : de l'eau, du vin, du thé ou du café. Notre humeur, nos désirs, nos sentiments sont tout autres, suivant que nous sommes affamés ou rassasiés.

Les collectivités d'individus subissent également cette influence. Le caractère national des Anglais n'est point comparable à celui des Irlandais. Ces derniers vivent de pommes de terre. Les Anglais vivent principalement de viande.

Il semble que l'Anglais trouve dans cette alimentation, riche en azote, un ressort intellectuel dont leurs tributaires sont incapables. Les Chinois, mangeurs de riz, comme la race nègre, semblent impuissants à accomplir ces efforts qui souvent décident de la destinée d'un peuple.

Assurément je ne prétends pas lier l'avenir d'un peuple à son alimentation. Il n'en est pas moins vrai que l'alimentation est un facteur qui ne doit point être négligé par le philosophe à la recherche des lois sociologiques. Ces lois sont multiples; les plus importantes comme les plus secondaires méritent une mention.

Je termine ici ces considérations sur l'alimentation chez les peuples sauvages et les peuples civilisés. Toute fable porte avec elle sa morale. Toute conférence scientifique doit avoir ses conclusions.

On a voulu creuser un abîme entre le règne humain et le règne animal. Les faits que nous avons rapportés prouvent suffisamment combien cet abîme est artificiel. Nous avons vu, en effet, en étudiant une des fonctions fondamentales de l'organisme, la nutrition, que l'homme sauvage ou primitif se confond avec la bête. Il y a plus de distance entre l'homme civilisé et l'homme sauvage, au point de vue intellectuel, qu'entre l'homme sauvage et les singes anthropoïdes.

D'autre part, l'homme n'a point paru parfait sur cette terre. L'homme primitif était un homme inférieur, un véritable animal. La perfection relative que nous constatons chez les races civilisées n'est que le fruit d'une longue évolution de progrès.

Ces vérités scientifiques vont peut-être à l'encontre de certaines croyances reçues. L'homme de science n'a point à se préoccuper des conséquences de ses découvertes. Sa seule devise est le triomphe de la vérité.

En vulgarisant ces découvertes, la Société d'anthropologie n'a qu'un but : rendre plus fervent le culte du vrai, lequel, à côté du culte du beau et du bien, doit être une des nobles préoccupations de l'homme qui vise à la perfection.